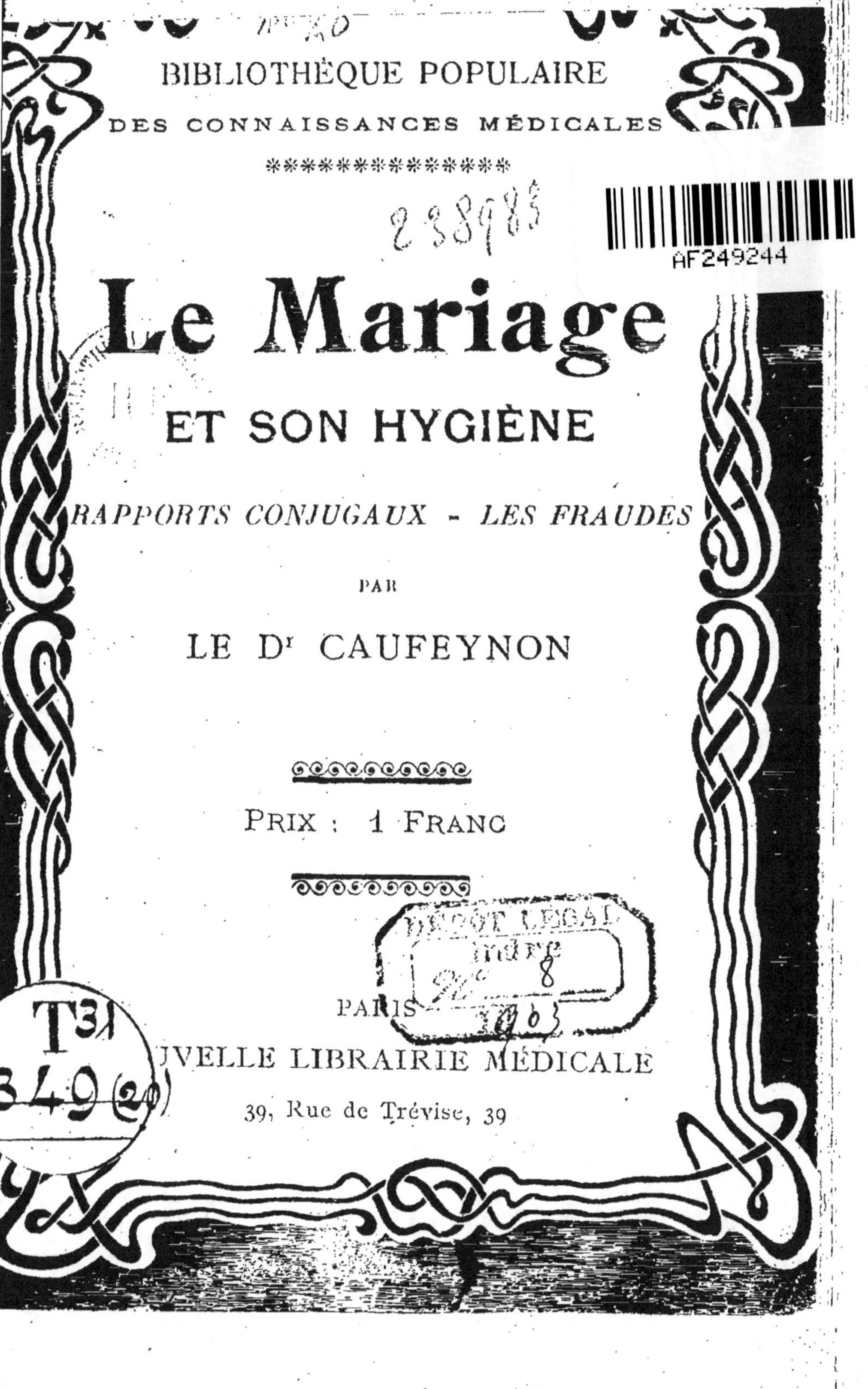

Le Mariage
ET SON HYGIÈNE

RAPPORTS CONJUGAUX — LES FRAUDES

PAR

LE Dʳ CAUFEYNON

PRIX : 1 FRANC

PARIS

NOUVELLE LIBRAIRIE MÉDICALE

39, Rue de Trévise, 39

Le Mariage

et son Hygiène

Docteur CAUFEYNON

Le Mariage

ET SON HYGIÈNE

RAPPORTS SEXUELS
LE MOMENT DE LA PROCRÉATON
HYGIÈNE DES ÉPOUX
LES FRAUDES CONJUGALES

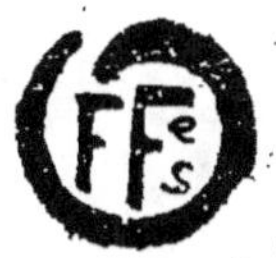

PARIS
CHARLES OFFENSTADT, ÉDITEUR
39, RUE DE TRÉVISE, 39

1

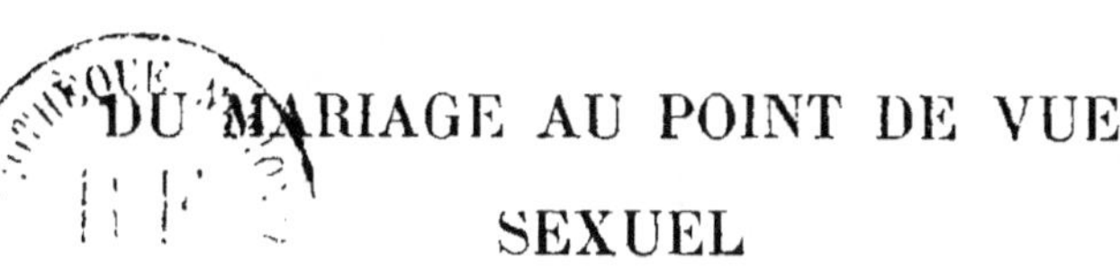

DU MARIAGE AU POINT DE VUE SEXUEL

I

DU MARIAGE AU POINT DE VUE SEXUEL

Arrivé à la maturité procréatrice, l'homme est attiré vers la femme par un penchant irrésistible. Toutes ses aspirations semblent alors converger vers ce but, c'est une crise véritable de l'esprit et du corps qui se prépare et dont le mariage est la solution la plus naturelle et la plus morale, en même temps qu'elle est la plus favorable à la société et à l'individu. Si l'acte sexuel n'est pas absolument indispensable à l'entretien de la santé, du moins il exalte la vie et constitue un besoin réel pour l'individu, surtout pour la femme, qui n'acquiert souvent la plénitude de ses charmes physiques qu'après le mariage.

L'époque à laquelle il convient de se marier ne saurait avoir rien d'absolu. Elle est subordonnée à la constitution, au tempérament, et enfin à l'état actuel de la santé de l'individu. Règle générale, il faut que l'accroissement soit complet, les organes importants pour la vie dans leur intégrité, et ceux de la génération exempts de tout vice de conformation qui pourrait s'opposer à l'accomplissement de l'acte vénérien. En outre, il est essentiel que le sens génésique soit suffisamment éveillé dans l'homme, et que les désirs de rapprochements sexuels résultent d'un besoin véritable.

A cet égard il faudrait se garder de confondre avec l'incitation physiologique, ces cupidités folles, ces passions fougueuses, qui procèdent d'une imagination déréglée. Il faut en un mot, pour les deux sexes, qu'ils soient parvenus à la maturité procréatrice.

Les prescriptions de la loi française ne sont pas non plus d'une fixité absolue ; d'après le Code civil, l'homme ne peut contracter mariage avant 18 ans révolus et la femme 15. Or, il est évident que ce minimum est beaucoup trop bas et que la santé de ceux qui usent de cette dangereuse liberté du Code ne tarde pas à en souffrir. Il est à croire que les législateurs ont confondu l'état de *puberté* avec celui de *nubilité*.

La puberté n'est que l'apparition de la faculté procréatrice, la possibilité de reproduction. Chez la femme c'est l'ovaire qui recèle l'élément femelle de la fécondation, qui grossit et sort de la torpeur dans laquelle il était plongé jusque-là, alors commence la ponte périodique qui se répétera chaque jour.

Alors aussi, les hanches de la jeune fille s'arrondissent, sa poitrine prend de l'ampleur, alors se fait en général un changement appréciable dans les idées et le caractère de celle qui *devient femme*.

Chez le garçon, les testicules augmentent de volume et commencent à sécréter un liquide qui n'est encore que du sperme incomplet ; la voix devient plus grave, les muscles du cou grossissent, le visage se couvre de poils sur certaines parties.

La *nubilité* est caractérisée par le développement des divers organes de la génération, arrivés à la maturité, et définitivement propres à procréer des enfants bien constitués. La femme voit ses mamelles, qui doivent fournir le lait propre à nourrir l'enfant, prendre la structure glandulaire en rapport avec la fonction nouvelle qu'elles peuvent avoir à remplir ; la matrice qui recevra le fœtus, se développer avec tous ses accessoires. L'homme voit son sperme se peupler de spermatozoïdes, il prend la vigueur générale procréatrice qui le fait réellement homme.

Or la nubilité n'est absolument complète chez la femme que de 18 à 22 ans, alors que la puberté est acquise de 12 à 15 ans ; chez l'homme, de 24 à 26 ans, pour un état pubère arrivé de 14 à 17 ans.

Mais, cependant, il faut observer que l'usage ne suit pas ces règles, et qu'en général, en France, le mariage n'a lieu chez les garçons que de 25 à 35 ans, et les femmes, de 20 à 26.

L'influence qu'exerce l'âge sur la fécondité a été l'objet de recherches de plusieurs statisticiens ; elles ont conduit aux conséquences suivantes : 1º les mariages trop précoces sont souvent frappés de stérilité ;

ou s'il en naît des enfants, ils ont moins chance de vie; 2º un mariage, s'il est fécond, à quelque âge qu'il ait lieu, produira un nombre égal de naissances, pourvu que cet âge demeure dans les limites extrêmes d'environ 33 ans pour l'homme et de 26 pour la femme. Après ces âges, le nombre probable des enfants diminue. C'est donc avant 33 ans pour l'homme et avant 26 pour la femme que s'observe la plus grande fécondité; 3º s'il s'agit à présent des âges respectifs des époux, on trouvera que les mariages les plus productifs sont ceux où le mari a au moins l'âge de la femme, ou un âge plus avancé, sans toutefois l'excéder notablement.

Les mariages tardifs ont, comme les précoces, de sérieux inconvénients. Quoique un homme puisse sécréter du sperme à un âge même très avancé, et que ce liquide puisse contenir des spermatozoïdes, il ne s'ensuit pas moins que ce sperme ne possède pas toutes ses qualités fécondantes, il est ordinairement moins épais, moins blanc, et plus transparent que chez l'adulte. En général, la déchéance commence pour l'homme à partir de 55 à 60 ans ; à 60 ans, un homme peut certainement avoir des enfants, mais ils ne peuvent être que malingres et chétifs. On les voit assez, ces enfants de vieux, la tête rentrée dans les épaules, les bras trop longs, les poignets trop gros, les jambes arquées, présentant en un mot tous les symptômes d'un développement imparfait.

La femme, elle aussi, souffre de ces mariages tardifs ; entre 35 et 40 ans, les parois du bassin n'ont plus cette élasticité favorable au développement de la matrice renfermant son produit. En outre, l'accouchement est laborieux et douloureux, le conduit par où passe l'enfant présente une certaine rigidité, une inextensibilité telle que souvent l'accoucheur est obligé d'intervenir manuellement ou à l'aide d'instruments, pour aider à la progression de l'enfant et le tirer de vive force au dehors.

Le docteur Rillet, de Genève, à propos des mariages entre consanguins, a fourni les données les plus positives sur la fécondité et dont les conséquences sont :

1° L'absence de conception ;

2° Le retard de la conception ;

3° La conception imparfaite (fausses couches) ;

4° Des produits incomplets (monstruosités) ;

5° Des produits dont la constitution physique et morale est imparfaite ;

6° Des produits plus spécialement exposés aux maladies du système nerveux : l'épilepsie, l'idiotie, la surdi-mutité, la paralysie, des maladies cérébrales diverses ;

7° Des produits lymphatiques et prédispo-

sés aux maladies scrofuleuses et tubercu-
leuses ;

8° Des produits qui meurent en bas âge et
dans une proportion plus forte que les enfants nés dans d'autres conditions ;

9° Des produits qui, s'ils franchissent la
première enfance, sont moins aptes que
d'autres à résister à la maladie.

A ces règles, il y a des exceptions dues soit
aux conditions de santé des ascendants, soit
aux circonstances organiques dans lesquelles
se trouvent les parents au moment du rapprochement des sexes.

Ainsi : 1° rarement *tous* les enfants échap-
pent à la mauvaise influence ; 2° dans une
même famille, les uns sont frappés, les
autres sont épargnés ; 3° ceux qui sont at-
teints ne le sont presque jamais de la même
manière, dans la même famille, l'un est
épileptique, tandis que l'autre est sourd-
muet.

Aux termes du Code civil, le mariage est prohibé en ligne directe entre tous les ascendants et descendants, et en ligne collatérale entre les frères et sœurs, légitimes ou naturels. Il est à remarquer que, parmi les mariages interdits, ne figurent pas ceux qui peuvent avoir lieu entre beaux-frères et belles-sœurs. C'est que depuis 1832 ils sont permis, ces unions se faisant entre individus qui ne sont nullement parents au vrai sens du mot.

On a dit vulgairement que « l'homme ne vit pas rien que de pain » ce qui signifie qu'il n'a pas seulement des besoins physiques mais encore des besoins intellectuels et moraux qui demandent aussi bien et non moins impérieusement à être satisfaits. Cette satisfaction pousse l'homme à la recherche du beau et du bon, dans tout ce qu'il façonne, c'est la perfection qu'il se propose. Il en est de même en amour. Le plaisir charnel devient bientôt pour lui une source de dégoût. L'amour, aussitôt qu'il s'est déterminé et fixé par le mariage, tend à s'affranchir de la tyrannie des organes ; c'est cette tendance impérieuse, dont l'homme est averti dès les premiers jours, par la tiédeur de ses sens, et sur laquelle tant de gens se font si misérablement illusion, qu'a voulu exprimer le proverbe : « Le mariage est le tombeau de l'amour. » Or, voici ce qu'a dit Proudhon, dans son *Système des contradictions économiques* (t. ii, p. 483) :

« Le peuple, dont le langage est toujours concret, a entendu ici, par amour, la violence du prurit, le feu du sang : c'est cet amour, entièrement physique, qui, suivant le proverbe, s'éteint dans le mariage. Le peuple, dans sa chasteté native et sa délicatesse infinie, n'a pas voulu révéler le secret de la couche nuptiale : il a laissé à la sagesse de chacun le soin de pénétrer le mystère et de faire son profit de l'avertissement.

« Il savait pourtant que le véritable amour commence à cette mort ; que c'est un effet nécessaire du mariage que la galanterie se change en culte ; que tout mari, quelque mine qu'il fasse, est, au fond de l'âme, idolâtre ; que s'il y a conspiration ostensible entre les hommes pour secouer le joug du sexe, il y convention tacite pour l'adorer ; que la faiblesse seule de la femme oblige de temps à autre l'homme à ressaisir l'empire ; que, sauf ces rares exceptions, la femme est souveraine ; et que là est le principe de la tendresse et de l'harmonie conjugales. »

L'amour dans le mariage n'est pas seulement une condition de bonheur domestique que chacun devrait rechercher, de préférence à tous les autres éléments qui entrent d'ordinaire dans les combinaisons matrimoniales ; c'est encore une des causes qui influent le plus puissamment sur les qualités de la progéniture. Les enfants de l'amour se distinguent habituellement par une intelligence précoce et qui se révèle dans le cours des études par de remarquables succès.

« C'est un fait d'observation vulgaire, dit le docteur Meyer, que la fonction génératrice est vivifiée par la propension à la gaîté, par le contentement de soi, par toutes les passions expansives enfin ; au lieu que les passions dépressives, comme le chagrin, la crainte, les soucis, la paralysent. Les travaux d'esprit et les émotions trop violentes en détournent. Le pouvoir de l'imagination est tout aussi bien démontré, en ce qui touche les plaisirs d'amour. Sous le seul empire des idées voluptueuses, l'érection se produit, la sécrétion du sperme augmente, l'activité plastique des ovaires s'exalte et amène les ovules à maturité. Enfin la fécondation elle-même, selon le témoignage des auteurs, semble être, jusqu'à un certain degré, sous la dépendance de l'état moral qui préside au rapprochement des époux. »

II

PREMIÈRE NUIT DE NOCES

II

PREMIÈRE NUIT DE NOCES

« Nous avons déjà protesté, maintes fois, dit le docteur Monin (1), contre les absurdités et les dangers des voyages de noces, qui surajoutent, bien intempestivement, leurs émotions et leurs fatigues aux premiers traumatismes de l'existence intersexuelle à ses débuts. Depuis quelques années la mode a heureusement réalisé en partie ce que l'hygiène demandait en vain aux nouveaux mariés : On se déplace, il est vrai, mais à proxi-

(1) Docteur Monin, *Hygiène des sexes.*

mité, et pour demeurer au même endroit durant les premiers quartiers de la lune de miel. C'est dans ces conditions de tranquillité que l'hygiène de l'imprégnation trouve son compte et non sur les banquettes des chemins de fer et dans les courses aux monuments d'Italie. »

Donc on ne part plus. La jeune femme et son mari se retirent après la pénible journée de noce. La mariée est sincèrement candide et naïve, supposons-le du moins, elle va s'abandonner toute à celui en qui elle a pleine confiance, bien qu'elle sente d'une façon confuse qu'il va lui apprendre des choses nouvelles.

Elle n'est pas très rassurée cependant, mais à tout prendre son rôle est des plus simples, étant purement passif.

Le rôle du mari est plus embarrassant et plus difficile. C'est qu'il importe de savoir que ce premier contact de la chair est ordinairement douloureux, un obstacle sépare les deux époux dans leurs premières effusions, c'est l'hymen, cette membrane interposée entre le vagin et la vulve. Le premier rapport doit rompre cet organe et cette rupture est ordinairement sanglante. Ce premier rapprochement est toujours pénible pour la femme qui n'en soupçonnait pas toute l'intimité, lui cause, pour peu qu'elle soit nerveuse et délicate, une impression violente, d'autant plus forte même qu'elle y était moins préparée par son ingénuité. « Quelle image de l'amour, dit M. Legouvé, va se graver dans son esprit ? Il en est à qui cette sauvage prise de possession a inspiré une telle horreur qu'elles en sont restées frappées d'incurables souffrances, et que ce souvenir seul éloigne de leur mari. » Et très souvent le *vaginisme* en est le résultat, nous en parlerons tout à l'heure.

Quelles que soient les péripéties de l'entrée en relations, l'homme doit y apporter les plus grandes précautions. L'impétuosité et la brutalité ne sont pas de mise dans le premier rapprochement. Il fera bien de se souvenir, ce mari, de ces conseils d'Ambroise Paré :

« L'homme étant couché avec sa compagne et épouse, la doit mignarder, chatouiller, caresser et émouvoir, s'il trouvait qu'elle fût dure à l'éperon ; et le cultivateur n'entrera dans le champ de nature humaine à l'estourdy, sans que premièrement n'aye fait ses approches, qui se feront en la baisant, maniant ses petits mamelons, afin qu'elle soit esprise des désirs du mâle (qui est lors que la matrice lui frétille), afin qu'elle prenne volonté et appétit d'habiter et faire une petite créature de Dieu et que les deux semences se puissent rencontrer ensemble ; car aucunes femmes ne sont pas si promptes à ce jeu que les hommes. »

L'homme ne ménage pas seulement les organes, il ménage aussi la susceptibilité de la femme. La femme qui, dans sa candeur naïve, a déjà une peur exagérée de l'inconnu, est sensible à ces procédés, heureuse de la déférence que l'homme, même aux prises avec la passion, veut lui accorder ; elle se prête d'autant mieux aux exigences de l'amour qu'elle les comprend davantage. Il faut l'initier lentement, progressivement, au nouveau rôle qu'elle ignore et qu'elle doit remplir, à la pratique du mariage. De cette première nuit, ses sens et son esprit garderont peut-être un souvenir qui ne s'effacera plus, il dépend du mari que ce souvenir soit bon ou mauvais.

Une fougue maritale trop impétueuse peut avoir pour la jeune femme des inconvénients fort graves : le contenant étant pour le moment d'un diamètre très étroit par rapport au contenu, des déchirures profondes, ou des inflammations longues et douloureuses peuvent résulter d'une introduction faite avec trop de précipitation. Les tentatives modérées, au contraire, se succèdent, se modifient, et l'éducation finit par se faire sans que l'inexpérience blesse personne, sans que l'échec nuise à l'amour.

Le docteur Marin s'écrie : « Mais à quoi prétendent-ils donc, ces maris ardents, pleins de *furia?* A l'accord de deux âmes rêvant au clair de lune ? Pareille communion s'arrangerait mal d'un tel emportement. A la satisfaction matérielle du sixième de leurs sens ? Ils l'ont pour la plupart goûtée vingt et cent fois déjà, sans que leurs transports fussent aussi exultants. Mais ce qu'ils cherchent, vous le savez comme moi, ils veulent cueillir la fleur virginale qui ne repousse pas ; leur bonheur vient de la rupture de ce lambeau membraneux que les médecins nomment hymen, et dont l'intégrité, pensent-ils, témoigne de la pureté de celle qu'ils ont épousée. »

Aujourd'hui, il est prouvé qu'une femme peut parfaitement avoir pratiqué le coït, même plusieurs fois, sans que l'hymen se rompe; bien plus même on a vu la membrane subsister après l'accouchement par suite de son élasticité.

« De deux choses l'une, dit encore le docteur Marin, votre femme est vertueuse ou elle ne l'est pas. Dans ce dernier cas, croit-on qu'elle manquera d'artifices pour faire croire à une virginité depuis longtemps perdue? L'écoulement du sang? Quoi de plus simple que de choisir pour jour du mariage celui où les règles vont s'arrêter et coulent encore un peu, ou d'introduire à l'endroit voulu quelques gouttes de sang d'un animal quelconque? La douleur causée par la rupture? Quoi de plus facile que de la simuler par une pantomime dont le plus malin ne pourra discerner la mauvaise foi ? L'étroitesse des parties ? N'est-ce pas pour la corriger qu'ont été inventées les eaux de toilette dont chaque parfumeur et chaque pharmacien a inventé une nouvelle recette ? A tout cela, je vous le dis en vérité et familièrement, vous ne verrez que du feu. »

III

LES FINS DU MARIAGE

III

LES FINS DU MARIAGE

Dans le mariage, le désir des sens naît naturellement de cette vie commune, de cette cohabitation intime, et réclame impérieusement sa satisfaction. Mais cette satisfaction des sens doit être réciproque ou tout au moins ne doit pas être obtenue au prix d'une contrainte ou au détriment de la paix conjugale. La fin du mariage s'obtient toujours par les procédés doux, aimables, insinuants et non par des manières brutales et autoritaires.

La femme est passive et n'a qu'à se prête

à l'acte génital, l'homme au contraire a besoin, pour devenir l'agent actif, d'éprouver d'abord le désir et ensuite l'éréthisme sensuel. Ce n'est qu'à ces conditions qu'il y aura érection, intromission du membre viril et éjaculation.

La femme doit s'efforcer, surtout quand elle est froide, de se montrer accueillante, chaleureuse et éviter de troubler son mari dans l'action, elle doit subir la besogne sans se laisser aller à des mouvements brusques qui pourraient rompre les relations ; il faut qu'elle sache que l'acte sexuel n'est réellement possible que si nulle préoccupation d'esprit ou de cœur ne l'entrave, en conséquence son devoir est d'accueillir *aimablement* son époux.

La copulation s'accomplit soit dans le décubitus dorsal ou ventral, soit de côté, soit encore par l'arrière. Cependant il ne faut pas oublier qu'assis ou debout le · coït est pénible, fatigant et peut amener des accidents graves, des troubles nerveux et même la paralysie des membres inférieurs.

Le docteur Moyen en donne un exemple. Un jeune homme se trouvant, quelques instants avant d'entrer dans un salon où plusieurs personnes étaient réunies, en tête à tête avec une jeune fille qu'il aimait, crut le moment favorable de satisfaire ses désirs, et afin de ne pas perdre de temps, de peur d'être surpris, il eut un rapport rapide avec cette demoiselle, dans la position debout. Quelques instants après il entrait au salon et s'étant assis prit part à la conversation générale. Mais lorsqu'il voulut se lever de son siège, cela lui fut absolument impossible, la paralysie s'était emparée de ses jambes, on dut l'emporter. Cet état ne dura que quelques jours, mais n'en est pas moins caractéristique.

Il est évident que les rapports doivent

avoir lieu couché ; car c'est ainsi que l'orgasme atteint réellement son maximum d'intensité, de facilité et de plaisir. Les rapports renversés ne sont que dangereux.

« L'acte conjugal, dit le docteur Surbled (*La Vie à deux*), ne s'opère pas instantanément ; il a ses antécédents naturels, ses prodromes obligés. *L'œuvre de chair* fait partie intégrante du mariage et s'y accomplit à la lettre ; les deux époux se portent l'un vers l'autre, se livrent mutuellement et s'aiment véritablement au sens matériel. Avant le rapprochement, et comme pour l'amorcer, se produisent les baisers, les regards, les attouchements, toute cette ivresse sexuelle qui n'a pas besoin d'être décrite et se devine d'elle-même. L'acte est charnel, et sa préparation n'est pas plus élevée que sa nature ; les consciences les plus délicates doivent subir les lois de la bête, les sentiments les plus purs doivent céder le pas à l'instinct brutal.

« L'âme humaine s'abaisse alors ou plutôt semble éprouver une sorte d'éclipse ; mais ne l'oublions pas, c'est une éclipse rapide, après laquelle elle reparaît radieuse et souveraine. Adam et Ève se trouvent en présence, se voient, se contemplent et s'aiment ; voilà le fait. Tout l'organisme est en émoi, vibrant de passion et consumé par le désir : la fin conjugale résulte de l'appétition aveugle et fatale des sens. »

Entre époux le respect mutuel est nécessaire, les rapprochements conjugaux ne doivent pas être trop fréquents pour ne pas lasser le sens et rendre l'amour aussi fastidieux que possible. La sécrétion spermatique se fait lentement et une fois les vésicules séminales vidées, elles ne se remplissent jamais qu'au bout d'un certain nombre d'heures. C'est pour cette raison que le coït ne doit pas être pratiqué plusieurs fois à de trop faibles intervalles. L'hygiène apprend aussi que le coït court et vigoureux est toujours le meilleur.

En somme, satisfaire un besoin aussi impérieux que naturel, telle est la règle normale à suivre, mais ne jamais chercher à créer une ardeur factice.

La fréquence des rapports sexuels dépend de conditions multiples : du tempérament, de l'âge, des appétits naturels et souvent de l'ancienneté du mariage. Au commencement la fréquence de l'acte est en quelque sorte forcée, plus tard elle est moins nécessaire. Tout homme sage devrait se contenter en temps ordinaire de 5 ou 6 rapports par mois. Mahomet autorisait la copulation dans le mariage une fois par semaine. Hippocrate de même, Solon tous les dix jours.

Les hommes sont naturellement portés aux excès et nous devons leur conseiller la modération, sans vouloir aller toutefois aux prescriptions trop rigides que les anciens préconisaient en cette matière, il est permis de dire que des rapports quotidiens doivent être considérés comme des excès dangereux. Les abus vénériens brisent les forces et sont la source de maux irrémédaibles.

Il en est de même de la continence, celle-là est surtout l'écueil de tout homme aux prises avec la tentation de la chair. C'est le grand danger de la vie conjugale. Chacun des époux se doit le devoir, et nul ne saurait le refuser sans froisser l'autre.

IV

LE MOMENT DE LA PROCRÉATION

IV

LE MOMENT DE LA PROCRÉATION

Dans une admirable conférence faite à Troyes en 1899, M. le professeur Pinard disait :

« En présence de la constatation des hérédités morbides, n'est-il pas effrayant de penser aux conditions dans lesquelles, à l'heure actuelle, presque tous les enfants sont procréés ! Tout dépend du hasard. Qui pense à sa graine, à son enfant ? Personne. Qui doit y penser ? tout le monde. Quand doit-on y penser ? toujours...

« Il n'est pas possible qu'un homme honnête, éclairé, ne s'abstienne, en songeant qu'il est dans des conditions telles qu'il procréera peut-être un dégénéré.

« Comment ! on condamne pour homicide involontaire : et de quoi se rendra donc coupable celui qui donnera la vie à un idiot, en sachant ce qu'il fait ? et ne sera-t-il pas un infâme criminel celui qui, en connaissance de cause, fera naître un infirme ?

« Quels désespoirs ai-je vus déjà, quand, en face d'un infirme ou d'un monstre venant de naître je disais au père, après enquête : Vous êtes le coupable, coupable involontaire, je le veux bien ; mais non moins malheureux ; et qui me jetait ce cri dans un sanglot : Je ne savais pas ! »

Les actes qui intéressent le plus la santé, la force, la vie de nos enfants, sont toujours les plus ignorés et les plus soumis à l'inconscience. Créer un être est cependant chose grave, et c'est justement cette action dont dépend la fierté et le bonheur des époux qui est livrée au hasard !

Aussi doit-on instruire les intéressés sur cette grosse question ; la science enseigne aujourd'hui positivement qu'un homme en état d'ivresse peut à cette minute même engendrer un épileptique. C'est donc dire que l'état du père et de la mère peut avoir une influence profonde sur l'organisation et l'évolution du germe, sur la vie de l'enfant à venir.

« Il importe qu'on le sache, dit le docteur Cazalis (*Science et mariage*), et on doit le savoir : et puisque le mariage a pour sa raison d'être cet enfant, et la race qu'il porte en lui, et la création d'une famille nouvelle, ce moment si grave mériterait d'être choisi parfois, et de ne pas toujours appartenir au hasard, au caprice, à l'inconscient, jusqu'ici les seuls ordonnateurs du monde, ce qui en explique l'universel désordre ; et dès lors, un homme malade ou affaibli, ou intoxiqué, — et ce qui est vrai du père l'est également et plus peut-être encore pour la mère — est un peu comme celui qu'en état de péché mortel l'Eglise repoussait de la communion...

« Oui, créer un être est chose grave ; l'appeler ou le forcer à vivre, à entrer en un monde où il pourra trouver, du fait ou non de ses ancêtres, la plus lamentable ou la plus atroce destinée, le créer, mais en le créant lui crever les yeux, car cela parfois est ainsi, ou le rendre impotent, ou infirme, ou difforme, ou imprimer dans son cerveau inconsciemment, je l'admets, parce qu'on est ivre, un tel coup de pouce, une telle marque qu'il en reste à jamais imbécile, idiot, ou déséquilibré, et dangereux pour tous, et lui-même, à charge à lui-même et à tous, je dis que cela, même inconsciemment accompli, est chose grave, et je crois, et je dis,

qu'il serait mieux pour créer un être qu'on
le pût faire, sinon en toute réflexion toujours
et gravité, du moins en pleine sécurité et
sans possibilité de remords. »

Ces considérations sont fort justes, en les
lisant, on est forcément conduit à s'étonner
qu'on n'ait pas songé à suivre l'exemple des
éleveurs d'animaux domestiques qui savent
scientifiquement comment se créent des
sujets sains et robustes et aussi des êtres de
race.

Il est évident qu'il faudrait préférer et rechercher certains moments pour la procréa-
tion, et d'autres qu'il faudrait éviter. Il serait
nécessaire d'éviter tous ceux où l'organisme
est affaibli par une maladie récente, par une
contagiosité chronique ou aiguë, non guérie
encore ou même guérie seulement depuis un
temps peu éloigné. Tels sont les cas de con-
valescence de fièvre typhoïde, ou de toute
autre maladie grave, ou bien de la femme

profondément anémiée. Le surmenage d'un savant ou d'un homme de lettres n'est pas moins dangereux : du reste, tout surmenage physique et moral doit être évité au moment de la conception.

Un exemple de descendance malheureuse est cité par le docteur Cazalis : il s'agit d'un savant illustre qui ne présentait aucune tare, pas plus que sa femme, qui était seulement lymphatique, hystérique peut-être, et qui a donné naissance à un fou, à un être certainement de génie et sans nulle tare névropathique, et à deux imbéciles.

On observe souvent que le premier fruit d'une union n'est pas toujours très fort, cela viendrait de ce que la mère est trop jeune et que le moule est encore imparfait, ou bien encore que la conception de l'enfant a suivi de trop près le surmenage des cérémonies du mariage.

On a dit que l'hygiène de l'enfant commençait avec la grossesse de la mère. Elle commence bien avant.

Elle naît avec la génération elle-même, dans la transmission héréditaire, l'influence paternelle est, d'ailleurs, fréquemment prépondérante.

Lycurgue prescrivait le vin le jour du mariage, Hésiode déconseillait le coït au retour des enterrements, de crainte que les époux ne vinssent à procréer des enfants tristes et moroses. Sterne fait dire à son Trystram Shandy, que s'il était distrait, c'est parce que sa mère, au moment où il fut conçu, interpella son père par ces mots : « Je crois que tu as oublié de remonter la pendule ! » Galli consulté par un peintre fort laid, lui conseilla d'entourer son lit nuptial de statues de Vénus. C'est dire que l'on a cru de tout temps que la vigueur morale et physique de l'enfant venait directement de celle qui animait les époux au début de l'œuvre de chair.

Le maximum des naissances étant en février et mars, il en résulte que c'est en mai et en juin qu'a lieu le maximum de conceptions; c'est donc que le printemps les favorise.

Le jour éminemment favorable à la conception, c'est, comme le dit Ambroise Paré, lorsque la femme « cesse de jeter ses fleurs » c'est-à-dire dès que les règles ont cessé. Il est évident que cette période qui suit immédiatement la ponte de l'ovule, doit être la plus favorable à la rencontre des deux germes.

D'autant plus que l'on a remarqué, qu'à cette époque, la fécondation réalisait presque constamment des enfants mâles.

On a beaucoup discuté sur la réalisation possible des procréations mâles ou femelles, la vérité est que la question reste toujours mystérieuse. Cependant on a remarqué que lorsque l'homme se trouve à l'âge de la plus haute force virile et, par conséquent, reproductive, il naît plus de garçons que de filles.

« Le mâle et la femelle, dit Lucas, transmettent d'autant plus certainement leur sexe que le mâle est plus mâle et la femelle plus femelle. » L'observation a démontré que l'aisance des époux diminuait le nombre des naissances mâles et que celles-ci sont plus fréquentes à la campagne que dans les villes. Enfin on prétend que plus l'intervalle entre deux naissances est grand et plus on a de chance de procréer un garçon.

Le docteur Cook affirme que les garçons sont conçus toujours le soir avant minuit et les filles le matin. Rhazès, le médecin arabe, et plus tard Millot ont dit que la femme fécondée sur le côté droit donne des garçons et à gauche des filles. A vrai dire, ces conseils et beaucoup d'autres de ce genre sont empiriques. Quoi qu'on fasse, la nature maintient les proportions.

Il est surtout essentiel de faire de beaux enfants et pour cela il est nécessaire d'être continent. Le docteur Guénaud répondit à Louis XIV qui lui demandait pour quelle raison les enfants de la reine naissaient très peu viables : « Sire, Votre Majesté n'apporte à madame la reine que ses rinçures ! »

Le docteur Lucas a dit que l'état physique et moral de l'enfant était la photographie vivante de ses auteurs, prise au moment de la conception.

Diderot disait : « Je veux que le père et la mère soient sains, qu'ils soient contents, qu'ils aient de la sérénité, et que le moment où ils se disposent à donner l'existence à un enfant, soit celui où ils se sentent le plus satisfaits de la leur. »

Le mariage stérile est antisocial, l'enfant constitue le foyer conjugal, c'est pourquoi, lorsque la stérilité est naturelle, on a proposé la fécondation artificielle. Le plus souvent c'est la femme qui empêche la pénétration du sperme dans les parties profondes, soit par suite d'étroitesse du col ou contracture, soit par des bouchons muqueux qui obstruent l'ouverture, ou encore par la position vicieuse de la matrice.

La fécondation artificielle consiste à porter, à l'aide d'une seringue spéciale, le sperme éjaculé par le mari, dans la matrice elle-même. Le procédé est celui-ci : Les époux jouissent pleinement de leurs droits respectifs ; le médecin recueille la semence du mari dans les replis du vagin, aussitôt après le coït, sans que celle-ci ait subi le contact de l'air ou une déperdition de chaleur, et, comme nous venons de le dire, la porte en lieu sûr.

Il est évident que si l'infécondité est du côté de l'homme, soit par suite de l'exiguïté de la verge, soit par tout autre vice de conformation, le procédé devra varier pour recueillir la semence, mais néanmoins l'acte final sera le même.

D'après le docteur Dechaux, il existe en France deux millions de femmes stériles, chez lesquelles cette anomalie disparaîtrait probablement par une direction favorable imprimée aux actes sexuels. (Voir le volume *Fécondation* et celui *Avortement*.)

V

GROSSESSE ET AGE CRITIQUE

V

GROSSESSE ET AGE CRITIQUE

La grossesse et l'allaitement doivent apporter un apaisement aux désirs génésiques. L'homme devrait en ce moment imiter les bêtes, qui, une fois que la femelle est pleine, ne cherchent plus à s'en rapprocher, mais, moins raisonnables que les animaux, beaucoup d'hommes ne tiennent aucun compte de l'état de grossesse de leur femme ; au contraire, dès lors, n'ayant aucune crainte de cet accident qui bien souvent arrive malgré eux, ils se livrent sans réserve à leurs appétits lubriques.

Un médecin poète a dit justement :

Pour conserver le fruit de vos chastes plaisirs,
Réprimez désormais vos amoureux désirs ;
Au feu qui vit en vous un autre feu peut nuire,
Et ce qu'amour a fait, amour peut le détruire.

La matrice ébranlée par de pareils excès est troublée dans son œuvre de gestation et souvent l'avortement a lieu, non sans danger.

Les époux ne cessant pas de partager la même couche sont exposés à avoir des rapports pendant le cours de la grossesse ; il est certain qu'ils peuvent user de leurs droits ; mais en principe, le plaisir conjugal ne devrait pas être recherché. « Pendant tout le cours de la gestation, dit le docteur Pénard, la femme devrait en être sobre, mais plus particulièrement encore du deuxième au quatrième mois, époque où se font presque toujours les avortements, et dans le neuvième mois, alors que l'utérus ne demande souvent que la plus légère cause d'excitation pour entrer en travail. »

La certitude de la grossesse n'existant vraiment que vers le troisième ou même le quatrième mois, il va de soi que les relations continuent et qu'on ne saurait suivre les conseils des anciens médecins les défendant pendant les premières semaines et même les premiers jours de la conception. Dans tous les cas, la modération devra toujours être de rigueur.

En général les femmes sont réglées pendant une trentaine d'années, soit que la puberté ait devancé l'âge de douze ans, soit qu'elle ait été retardée jusqu'à vingt. Il faut remarquer toutefois, que les femmes qui ont dû leur nubilité précoce à une excitation prématurée des sens ou de l'imagination, conservent en général beaucoup plus longtemps la faculté d'engendrer que celles qui étaient redevables de cette précocité à l'influence seule du climat.

L'âge critique est une période de transition et une période périlleuse et pénible entre toutes pour la femme. A ce moment se montrent des douleurs de reins ; sensations de faiblesse ; bouffées de chaleurs, des digestions pénibles, des symptômes d'hystérie, des suffocations et souvent des démangeaisons générales, des palpitations, des crachements de sang, et une excitabilité nerveuse dominante. Très fréquemment alors se déclarent des maladies de matrices et des hémorrhagies abondantes. C'est alors que la femme change de tournure, sa taille s'épaissit, sa voix devient plus forte, et souvent se montrent quelques poils au menton et à la lèvre supérieure. Les troubles intellectuels ne sont pas rares à l'âge critique. Esquirol a démontré les dangers de cette époque comme causes de folie, « particulièrement, dit-il, pour les femmes qui ont fait du monde et de la coquetterie l'unique préoccupation de leur vie frivole. »

En effet, à l'action perturbatrice de l'âge critique viennent se joindre les désordres moraux des regrets de la vie passée. Ball explique par ce fait le caractère acariâtre des belles-mères, il dit même que « c'est au moment de la ménopause que la femme devient joueuse, ivrogne ou dévote ». On voit quelquefois chez elle se déclarer subitement la folie utérine. « Les femmes n'ont plus à craindre alors l'enflure de leur traître ventre », dit Brantôme.

« Des femmes qui avaient de l'indifférence pour les rapports sexuels sont parfois tourmentées par des excitations génésiques, dit le docteur Guéneau de Mussy... Elles se font sentir pendant le jour, en dehors de toute provocation extérieure, de tout entraînement de l'imagination. C'est au milieu de leurs enfants, d'étrangers, que ces sensations irrésistibles viennent chercher les malades, accompagnées ou suivies d'impressions voluptueuses. Ces crises érotiques peuvent durer plusieurs heures, épuisent les malades et sont habituellement accompagnées de troubles névropathiques ; la tristesse, les scrupules, le dégoût de la vie en sont les conséquences habituelles. »

La femme devra dès lors cesser les travaux excessifs, et si la chose est possible, changer d'air et de milieu.

Elle doit fuir la chaleur et le froid exagéré. Abandonner momentanément le corset. User de bains tièdes fréquents, faire des frictions excitantes sur tout le corps. Elle doit se coucher de bonne heure et se lever tôt. Sa nourriture devra être simple et presque uniquement végétale, l'usage du vin pur doit être suspendu, on ne doit en faire emploi que fortement coupé.

L'exercice modéré est de beaucoup préférable à la mollesse et l'oisiveté sera sévè-
rement proscrite. En résumé, éviter les excès
en toutes choses, et rechercher le calme du
corps et de l'esprit.

Les dégénérescences de l'appareil repro-
ducteur chez la femme, après l'âge critique,
surviennent souvent alors que le mari est
en pleine vigueur. La femme a souvent alors
l'imprudence de se livrer aux étreintes dé-
sordonnées d'un homme qu'entraîne une
passion trop lascive. Il y a toujours du danger pour elle de se livrer à l'acte vénérien à
cette époque de la vie. La nature prescrit la
cessation des fonctions sexuelles en mettant
un terme à la menstruation. Dans tous les
cas, si les circonstances l'exigent, il ne faut
user que très modérément des rapports conjugaux.

VI

LE VAGINISME

VI

LE VAGINISME

Le vaginisme est caractérisé par un excès de sensibilité des organes génitaux au point que le toucher est insupportable et peut déterminer un état convulsif.

On a incriminé le tempérament, les conditions sociales et hygiéniques d'être cause de cette affection. Les femmes anémiques, délicates, impressionnables surtout, à tempérament nerveux, y seraient particulièrement sujettes, et ceci expliquerait que le vaginisme se rencontre surtout dans les grands centres de population et plus souvent dans les classes élevées de la société.

Quel rôle joue le mari dans la production du vaginisme? Un médiocre selon les uns, un très important selon les autres ; il est trop faible, disent ceux-ci ; c'est un maladroit et un brutal, disent ceux-là. Il y a lieu d'établir certaines distinctions. Selon le docteur Charrier, le mari peut être responsable de par sa faiblesse, ses efforts incomplets, timorés, il n'a pas assez de tenue dans l'érection, soit par suite d'excès ou d'âge, se livre à des tentatives réitérées qui ne peuvent surmonter l'obstacle et finissent par irriter les parties sexuelles, d'où la contracture spasmodique du vagin.

Le docteur Guéneau de Mussy rapporte cette observation : « Un homme qui avait abusé du tabac depuis son enfance n'avait pu au bout de neuf ans forcer l'entrée du vagin ; peu à peu, il s'était produit un spasme vaginal s'accompagnant de sensations douloureuses et pendant quelque temps le mari ayant sa vigueur première ne put vaincre l'obstacle. »

Gallard a dépeint admirablement l'influence néfaste du mari excité, brutal et maladroit :

« Un mari jeune, dit-il, dont l'ardeur est ordinairement excitée par une continence plus ou moins prolongée, est à peine entré dans le lit conjugal qu'il s'empresse sans aucun préambule d'en arriver aux fins du mariage ; mais combien calculent mal leur élan et voient tomber leur femme avant d'avoir pu atteindre le but désiré ! Ils ont à peine eu le temps de frapper à la porte, et ils l'ont fait d'une façon si maladroite et si brutale que de longtemps ils ne doivent compter la voir s'ouvrir facilement ; c'est qu'en effet ils ont déterminé la douleur sans avoir eu le temps ni l'occasion de procurer la sensation contraire qui doit la faire oublier ; chaque nouvelle tentative à laquelle ils se livrent par la suite réveille cette douleur qui les fait repousser de plus en plus énergiquement et leurs efforts deviennent d'autant plus infructueux que leur énergie morale et même physique se borne bientôt, amoindrie par ses insuccès réitérés. »

La conséquence immédiate et de beaucoup la plus grave du vaginisme est l'obstacle que le spasme douloureux met au coït ; d'où l'infécondité. L'obstacle à l'entrée de la verge n'est pas toujours absolu, aussi on a vu des femmes supporter les rapports incomplets sans douleur trop vive, aussi au milieu de l'action, se laissaient-elles aller à permettre l'intromission complète du pénis, alors la douleur devenait atroce et le spasme intense.

Dans d'autres cas. les tentatives de coït provoquent des douleurs si aiguës, arrachent des cris si violents que le mari n'ose passer outre ; c'est ainsi que le docteur

Guéneau de Mussy a vu de ses clientes rester six, huit ans, sans avoir avec leurs maris de rapports sexuels. Lorain dit que le vaginisme est une affection beaucoup plus commune qu'on ne le croit et qu'il y a énormément de femmes fort distinguées dans le monde qui n'ont jamais coïté.

Par le fait du vaginisme la femme rentre dans la classe nombreuse et à nombreuses catégories, des malades incapables de participer à l'acte de la reproduction.

Cependant si la stérilité est la règle, on cite des cas où la fécondation avait eu lieu, et la grossesse évolué, quoique l'acte conjugal n'eût jamais été consommé et que l'intromission de l'organe viril n'eût pas été effectuée.

Dans les cas où, malgré les douleurs, l'obstacle est vaincu, la malade peut être fécondée et accoucher sans difficultés. Le docteur Sconzoni dit que la ca e de la stérilité réside, non seulement dans la difficulté à l'entrée du sperme dans le vagin rétréci, mais peut-être aussi dans le rejet par le spasme de la moindre quantité de semence introduite.

Pour lui la contraction musculaire est l'obstacle capital à la conception. L'accouchement guérit parfois le vaginisme.

Il est bon de rappeler ici les sages conseils des docteurs Lorain et Gallard, qui, mis en pratique, pourraient contribuer à diminuer le nombre de cas de vaginisme. Les pères devront donner à leurs fils des recommandations, les éclairer sur la manière dont ils doivent agir au moment où ils vont entrer dans la vie conjugale ; certains sont inexpérimentés et parfois d'une ignorance qu'on ne saurait imaginer.

Gallard a vu des hommes qui, deux ans après leur mariage, ne savaient pas encore comment faire pour rendre leurs femmes enceintes. Il en est d'autres qui, pressés de jouir de leurs droits, « n'ont pas, dit Lorain, la délicatesse, le sentiment des caresses préliminaires qu'ils doivent à leurs femmes chaque fois qu'ils s'en approchent, qui, débutant par une sorte de viol, provoquent une vive douleur qui laisse une invincible répulsion, créant ainsi un vaginisme par appréhension ou par impression morale. »

A ceux-ci il faut conseiller la retenue dans la satisfaction de leurs désirs, à ceux-là il convient d'apprendre leurs devoirs de mari.

Il est encore un autre genre d'impuissance chez la femme, impuissance relative cependant car elle est due tout entière à l'élément mental. La vie sociale de la femme est telle, qu'elle lui impose des barrières qui n'existent point ou existent moins chez l'homme. Elle peut être unie à un homme brutal ou dégoûtant tel que l'idée du coït est horrible.

L'élément mental joue un tel rôle dans

l'acte sexuel, qu'il n'est pas étonnant que, dans de telles circonstances, la femme demeure absolument insensible, alors que, peut-être, avec un homme capable de provoquer l'action, les choses iraient tout autrement. La femme honnête et mariée depuis quelque temps voit quelquefois disparaître l'affection première et finit par se soumettre passivement à l'acte sexuel, elle est impuissante.

Il arrive encore que la femme peut avoir toute l'aptitude désirable pour éprouver la jouissance, cependant le plaisir ne se produit jamais, parce que l'homme atteint son apogée sensationnelle au moment où la femme n'y est pas encore parvenue. Le pénis redevient flasque, le mari a fini sa partie et la femme, devenue avec son système nerveux très excitée en attendant quelque chose qui ne se réalise point.

En général les femmes sont plus lentes

que les hommes, elles éprouvent au début un certain degré de plaisir, mais celui-ci n'obtient son complet développement qu'avec plus de lenteur que celui de l'homme.

Il peut se faire qu'avec la répétition du coït, cette inégalité disparaisse, mais ceci ne se produit pas toujours, tant s'en faut, et beaucoup de femmes à désirs vifs, et qui aiment leurs maris, traversent la vie sans avoir guère l'idée de ce qu'est l'acte sexuel ; elles n'ont jamais éprouvé dans sa plénitude le plaisir qui le caractérise.

Cet état de choses finit par amener la frigidité, dès lors, les rapprochements sont pour la femme absolument indifférents et même inféconds.

Les causes de la frigidité peuvent être autres, elle provient souvent d'une répulsion personnelle, de l'influence prolongée d'une continence qui diminue la vitalité et l'énergie d'organes placés ainsi dans une sorte d'inutilité fonctionnelle, par les abus qui amènent la satiété.

La forme la plus commune est le défaut de sensation voluptueuse pendant le coït, mais la frigidité peut coïncider avec la persistance du désir et même avec un degré marqué d'attrait physique et affectif.

Le docteur Fonsagrive cite le cas d'une jeune dame qui présentait un cas très curieux d'anesthésie complète de la vulve et du vagin. Mariée depuis quelques semaines et éprouvant d'ailleurs pour son mari un vif attrait, elle avait à peine conscience des rapprochements sexuels et n'éprouvait aucune sensation érotique.

Le mari soucieux de son bonheur devra donc prendre en considération sérieuse les faits que nous venons de mentionner et devra en conséquence régler sa conduite à l'effet de donner toute satisfaction à sa femme dans les cas d'impuissance *morale* comme dans la non-réalisation du spasme. La modération dans l'action est donc ici absolument conseillée.

VI

HYGIÈNE DES ÉPOUX

VII

HYGIÈNE DES ÉPOUX

Une des premières lois de l'hygiène chez les gens mariés c'est certainement la propreté : en effet le moindre signe d'incurie de ce côté-là, chez l'un des époux, suffit pour dégoûter l'autre et le rebuter. Les organes de la génération doivent donc être surveillés et être entretenus dans un parfait état de salubrité.

Chez l'homme, la toilette intime est fort simple. Le prépuce et le gland doivent être lavés tous les jours, mais il faut avoir soin de ne pas les soumettre à des frictions de linge

6

enduit de savon ou imprégné d'eau parfumée (vinaigre de toilette, eau de Cologne, etc.). Il faut tenir compte de la finesse de la peau du gland qui est sujette à s'érailler, comme du reste la muqueuse préputiale. Les lavages à l'eau froide doivent suffire.

Le canal de l'urèthre, en raison de son double office, doit être surtout ménagé ; on sait que les abus de table, les excès de boissons tendent à l'irriter ; c'est donc de ce côté-là qu'il faut s'observer. L'abus du coït est aussi à redouter. Toute injection est superflue en cas de simple irritation, le mieux est d'avoir recours aux bains tièdes et de se mettre pendant quelques jours au régime lacté.

Les érections matinales ne commandent pas essentiellement le coït, il serait même plus sage de s'en abstenir, surtout dans un âge avancé.

Louis XIV, déjà vieux, annonçait un matin

à son médecin qu'il était redevenu jeune :
« En pareil cas, sire, répondit le docteur, uri-
nez vite. »

Il peut arriver que l'organe de l'homme
soit disproportionné à celui de la femme,
par une disposition toute naturelle, il est
souvent des femmes très étroites ; en ce cas
le mari ferait sagement d'employer un corps
gras quelconque, la vaseline, par exemple,
pour lubréfier l'extrémité du pénis, le gland.
Nous ne nous dissimulons pas ce qu'il peut
y avoir d'incorrect dans cette précaution.
Mais cependant elle est plus nécessaire qu'on
ne le pense généralement, elle évite le frois-
sement des parties et surtout les excoriations
toujours à craindre, si le mari est trop puis-
sant. Du reste, ce soin peut être mis en pratique et très facilement même, hors la vue de
la femme.

Chez la femme, la pudeur n'a rien à voir
quand il s'agit de tenir en bon état des orga-

nes aussi délicats que ceux de la copulation. La toilette des parties externes doit comprendre un lavage quotidien de la vulve, à l'aide d'une éponge fine, afin de la débarrasser des excrétions qui la souillent. Il faut absolument éviter les lavages à l'eau froide en temps de règles, et se garder soigneusement du froid et des transitions brusques de température. Les mains ne devront pas être mises à l'eau froide. Les saisissements de quelque nature qu'ils soient devront être évités pendant la menstruation, comme aussi les tracas, les émotions violentes, la femme étant à ce moment particulièrement sensible et irritable. On sait encore que la frayeur, la colère peuvent avoir pour résultat l'arrêt des règles et occasionner de graves désordres. La chaleur favorise la menstruation, l'usage de l'eau tiède en lavages modérés ne peut être que salutaire.

La femme doit au moment de ses règles

éviter la fatigue, la marche n'est pas contraire, mais il est prudent de ne pas en abuser. Si les règles ne se montrent pas à l'époque voulue et si la femme éprouve quelques douleurs, il sera bon d'user de boissons chaudes aromatiques, infusions de tilleul, d'armoise, etc., on y joindra quelques bains de pieds sinapisés.

Pendant l'écoulement menstruel, la femme doit *se garnir*, et pour cela employer de vieille toile de préférence ; ce que l'on trouve communément aujourd'hui dans les pharmacies, sous le nom de *linge*, ou de *serviettes périodiques*, est excellent. Ces serviettes se composent de coton hydrophile recouvert de tarlatane souple, le bon marché de ces petits appareils devrait les faire adopter rapidement, ils peuvent être ainsi renouvelés plusieurs fois par jour et brûlés aussitôt après. Les parties internes de la génération étant encore très irritées après les règles, il est prudent de s'abstenir de rapports sexuels. On évitera ainsi certains accidents, des métrites, par exemple.

La sécrétion vaginale, ou *flueurs blanches*, est très souvent un indice de faiblesse, d'épuisement, outre qu'elle est désagréable et nauséabonde, elle irrite les organes et occasionne des tiraillements d'estomac et des douleurs lombaires. Il faut la combattre par un régime fortifiant, et des injections astringentes, c'est-à-dire contenant quelques pincées d'alun en dissolution. Les injections doivent être faites à l'aide d'appareils à suspension, ce que l'on est convenu d'appeler *bock*, munis d'un long tuyau de caoutchouc avec canule en gomme noire, longue au moins de 25 centimètres. Le jet de cet appareil est continu et de beaucoup préférable aux instruments à piston. On ne doit user que modérément des injections, en temps que soins de propreté leur usage journalier ne peut être qu'abusif. Trois fois par semaine sont suffisantes. Beaucoup de femmes usent de médicaments dans les injections employées comme simples lavages, c'est un tort ; le tannin, l'alun, le benjoin, l'eau de Cologne, le vinaigre aromatique, sont autant d'irritants des muqueuses. Une substance antiseptique seule nous semble suffisante, c'est l'acide borique. Il ne faut pas oublier que les antiseptiques détruisent parfaitement les spermatozoïdes et par conséquent déterminent la stérilité.

L'usage des injections avant le coït émousse la sensibilité d'abord et ensuite a l'inconvénient fort désagréable de laisser toujours une certaine quantité de liquide dans les replis vaginaux. Cette eau se répand en dehors pendant l'action et mouille la vulve et l'organe de l'homme. Les injections faites de suite après le coït ne sauraient être admises, elles sont le propre des prostituées ou des femmes qui veulent éviter les fins du mariage.

VIII

DES FRAUDES

VIII

DES FRAUDES

Pour maintenir la santé, non seulement
dans les appareils générateurs, mais encore
dans toute l'économie animale, il est nécessaire que l'acte génital soit accompli le plus
naturellement possible.

Lorsque, par suite d'abus, d'actes trop
fréquents ou trop prolongés, de frottements
trop répétés et suivis de la *perte de la semence*, les organes de l'épouse restent secs
après le coït, ils s'enflamment, ils donnent
naissance à des produits, à des sécrétions

supplémentaires destinées à remplacer le fluide normal qui leur a fait défaut.

La nature fait naître, pour les besoins du moment, des exsudations, afin de favoriser le glissement des parties.

Elles sont d'autant plus considérables que les mouvements sont plus fréquents, et qu'elles servent, non seulement pour le vagin, mais encore pour le compte de l'organe correspondant, dont toute la surface doit être baignée.

Lorsqu'il y a exagération dans les fonctions, les sécrétions la suivent, et deviennent à leur tour exagérées.

Alors elles épuisent la femme, et même une fois l'habitude prise, elles se continuent à l'état de repos.

L'épouse privée du sperme ne ressent plus, après le coït, que de la lassitude et de la fatigue de l'acte générateur, au lieu de ce sentiment de bien-être, issu d'une fonction régulière et régulièrement accomplie.

En portant atteinte au service naturel de la fonction, on fait appel à une réaction que la nature est toujours prête à opérer, pour relever l'équilibre affaissé, rompu ; et elle y pourvoit aux dépens de la propre substance du sujet, c'est-à-dire à son préjudice. Rien ne saurait remplacer, chez la femme, le fluide spermatique, et pour l'homme, les mucosités vaginales, dans l'accomplissement des fonctions génitales.

Sous l'influence de procédés extra-naturels, souvent renouvelés, la nature se lasse et le sujet s'épuise.

Alors viennent l'altération des muqueuses, les désordres du système nerveux et les maladies organiques.

La perte de la semence doit être considérée comme très funeste et tous les moyens qui tendent à en priver les parties internes de la femme sont absolument pernicieux.

L'acte incomplet, ou usage tronqué, est, de tous les abus, le plus grave, en ce qu'il compromet la santé des deux époux.

L'excès du coït est néfaste, la manière de l'accomplir peut l'aggraver encore. L'imagination joue un certain rôle dans la fatigue sexuelle et dans l'ébranlement de l'excitation qu'elle apporte aux organes et à leur tension. Rien ne fatigue, rien n'use autant que la tension incessante des idées fixées sur le désir vénérien.

Mais cependant, il est une chose plus nuisible encore, c'est l'acte incomplet.

Chez l'homme, l'acte génésique, accompli normalement et complètement, laisse à la suite un état de bien-être, comparable à celui qui résulte de la satisfaction d'un besoin impérieux. A l'ébranlement nerveux le plus formidable succède bientôt un calme parfait, et aux dispositions d'esprit les plus sombres, une tendance à la gaîté et à l'expansion du cœur. Au contraire quand la fonction a été interrompue par un calcul préalable, l'éréthisme persiste, accompagné d'abattement et de fatigue, et surtout d'une teinte de tristesse.

Voici une observation due au docteur Mayer relativement aux désordres qui peuvent résulter d'actes incomplets.

« Un homme de 32 ans, d'un tempérament sanguin très manifeste et d'une constitution athlétique, marié depuis 8 ans, était père de 6 enfants. Ouvrier tonnelier, son salaire ne pouvait suffire aux besoins de sa nombreuse famille, qu'à l'aide de la plus stricte économie. Mais la mesure était comble et il ne fallait pas qu'un nouveau rejeton survînt ; aussi le malheureux prenait-il toutes les précautions pour parer à cette redoutable éventualité, tout en continuant avec la même assiduité ses rapports avec sa femme. Il nous affirma que le moyen préventif auquel il avait recours et qui ne différait en rien de celui qui est devenu à notre époque d'un usage presque général, était de nature à le rassurer complètement. Cette manœuvre durait depuis six mois à peine, et rien n'avait été changé dans les habitudes de cet homme.

« L'état général n'avait éprouvé aucune altération. L'appétit était conservé, et la digestion se faisait comme par le passé. Cependant il maigrissait : un léger tremblement agitait son corps dans la station verticale, et souvent il était obligé d'interrompre son travail. « De plus, ajoutait-il, je m'aperçois que je perds la tête, et souvent au milieu de la rue je vois les maisons tourner autour de moi. »

« Rien dans l'état organique de ce malade ne pouvant, nonobstant la plus minutieuse exploration, nous éclairer sur la cause de symptômes si graves, nous pensâmes un instant avoir affaire à une spermatorrhée. Mais après de nouvelles investigations, nous dûmes encore rejeter ce diagnostic. Alors nous arrivâmes définitivement à cette idée ; à savoir que l'état pathologique que nous avions sous les yeux était dû à une perturbation nerveuse déterminée par des rapports sexuels anormaux. Toute notre prescription se borna à recommander au malade, non pas de restituer à la nature ses droits — il aurait pu nous demander qui se chargerait de son septième enfant, s'il ne pouvait l'élever, et il aurait eu raison ; — nous l'engageâmes à observer la continence, en lui représentant les dangers auxquels l'entraînait sa conduite antérieure, et nous prîmes à tâche de lui indiquer les ressources que lui offrait l'hygiène, pour atténuer le sacrifice que nous exigions de sa volonté. Nos conseils furent ponctuellement suivis, car environ deux mois plus tard, nous eûmes la satisfaction de revoir notre malade qui venait nous remercier et que nous eûmes peine à reconnaître, tant était étonnant le changement qu'il présentait dans son habitus extérieur. »

Le genre de fraude qui est le plus en usage est celui employé jadis par *Onan* et qui consiste dans l'émission du sperme en dehors des organes de la femme, après un acte par conséquent incomplet. Vient ensuite le coït vulvaire, c'est-à-dire par lequel l'acte coïtal se termine par un retrait de la verge, à l'ouverture de la fente vulvaire ; cet acte est certainement le moins sûr, car il suffit de quelques gouttes de sperme pour opérer la fécondation, fussent-elles déposées seulement sur les lèvres de la vulve. Il existe enfin le procédé du docteur Condom. Il présente de graves défauts ; en des matières si délicates, un défaut quelconque doit toujours être qualifié grave, lorsqu'il fait manquer le but.

D'abord ce moyen ne comporte pas le secret absolu, puisqu'il nécessite une mise en scène ennuyeuse et désagréable dont la femme ne peut manquer d'être témoin. Ce spectacle choquant finit, à la longue, par émousser le sentiment si délicat de la pudeur, qui fait le plus grand charme de la femme.

En principe, la femme doit être maîtresse d'elle-même, maîtresse de son secret ; et telle femme qui procéderait seule, d'elle-même et en secret, à une préservation utile et nécessaire, fuira toujours un spectacle ou une association de ce genre, lorsque sa délicatesse trouvera moyen de s'y soustraire. Une enveloppe membraneuse, appliquée aux organes extérieurs a l'inconvénient d'émousser leur sensibilité, et d'isoler des surfaces qui, dans l'acte génital, doivent être en contact immédiat. La pose de cette enveloppe est assez longue même ; et la longueur du temps est un de ces éléments avec lesquels on est quelquefois obligé de compter. Enfin sa solidité n'est pas toujours suffisante. Si l'enveloppe vient à se rompre, c'en est fait du moyen. L'esprit perd sa tranquillité, le but est manqué. Or, dans toutes les choses, et surtout dans les choses de cette nature, il importe grandement que l'esprit soit tranquille, que l'imagination soit libre et que le but soit atteint.

Mais supposons que ces craintes aient été vaines, que le but matériel ait été rempli. On retombera toujours avec lui, dans les vices capitaux des objets ou des abus ordinaires ; c'est-à-dire qu'on refusera à la femme le plus précieux calmant de ses organes internes et qu'on les trompera par des excitations ou des procédés contre nature.

Non seulement les pratiques frauduleuses sont de nature à porter atteinte à la santé, mais encore elles entraînent de fâcheuses conséquences pour les familles, elles déterminent le goût à la débauche et conséquemment l'inconstance et l'infidélité.

L'homme ne recherche plus les plaisirs naturels qu'il peut goûter près de sa femme légitime, il lui faut des jouissances relevées et imprévues. En général, le *fraudeur* est égoïste et paresseux par cette raison qu'il ne veut pas se donner l'embarras d'élever de nombreux enfants afin de pouvoir plus à son aise jouir de la vie.

Les rapprochements frauduleux entre conjoints ont souvent pour résultat des perturbations profondes dans les ménages.

Le docteur Bergeret (*Des fraudes des fonctions génératrices*) cite quelques curieux exemples de ces cas.

« Une femme vient me montrer des chancres à la vulve. Connaissant son mari pour un homme d'une conduite irréprochable, un homme très sérieux, occupé tout entier des devoirs de sa profession, je lui dis qu'il est impossible qu'elle ait reçu de lui un pareil présent.

« Elle en convient sans peine, et, comme pour s'excuser de se trouver en si piteux état, elle accuse son mari d'être un homme qui ne pense qu'à lui, qui, dans ses rapports conjugaux se satisfait avec une rapidité désolante, sans aucun préambule caressant, et la quitte aussitôt après, comme si elle n'y était pour rien, et lorsqu'elle a eu à peine, de son côté, le temps de commencer.

« Qu'on se figure l'humiliation que doit ressentir une femme que son mari quitte au milieu de l'orgasme inassouvi !

« Cette femme raconte qu'elle a fini par se montrer sensible aux avances que lui a faites certain amoureux à beaux et grands sentiments, un vrai Céladon, un héros de l'*Astrée*, et que c'est lui qui lui a donné des chancres.

« Après avoir eu deux enfants au début de son mariage, elle m'avoua que son mari fraudait ; elle ajouta ces mots qui me frappèrent beaucoup :

« — Oh ! monsieur, s'il n'avait jamais fraudé et qu'il m'eût fait un enfant tous les deux ou trois ans, ces enfants m'auraient occupée, et je ne me serais jamais dérangée. »

Voici, du même, une autre observation :

« Jeune femme de 24 ans. Sa figure rayonne de candeur et de bons sentiments ; elle vient se plaindre de névralgies cruelles dans la tête, de gastralgies, d'un état de langueur qui lui est très pénible. Son air profondément triste me fait soupçonner que des causes morales ont dû contribuer à déranger sa santé. Je la presse de questions.

« Elle me dit qu'elle a un enfant de trois ans

et finit par m'avouer que son mari fraude pour ne plus en avoir. Ces fraudes la dégoûtent, dit-elle ; elle sent que, si elle avait un autre enfant, celui-ci remplirait son existence. Depuis que le premier n'exige plus les soins continuels du premier âge et qu'il pourrait faire place à un autre dans ses bras, elle dit qu'elle éprouve un sentiment qu'elle a peine à avouer, c'est que son enfant l'ennuie. Aussi se montre-t-elle ravie, quand je lui annonce que je vais ordonner à son mari de mettre un terme à ses fraudes. »

Nous continuons à puiser dans le livre de M. Bergeret, les nombreuses observations qu'il contient sont uniques et démonstratives au premier chef.

Les manœuvres frauduleuses troublent souvent le système nerveux :

« Fille de 30 ans, très nerveuse.

« Elle se plaint de douleurs habituelles vers l'utérus, d'une pesanteur désagréable retentissant sur les reins. Ces douleurs sont très agaçantes, à peu près continuelles et troublent son existence ; pas de leucorrhée. Au toucher, rien d'anormal vers la matrice, ni pour la position, ni pour le volume, elle est seulement très sensible à la pression.

« Ayant trouvé l'hymen en lambeaux et le vagin dilaté, je questionne et apprends qu'un amant fraudeur, très passionné, surexcite souvent ses organes.

« Je conseille le mariage et un enfant. On suit mes avis et la grossesse vient bientôt apporter une guérison radicale.

« Autre observation, même cas.

« Fille de 26 ans. Très libertine, elle avait signalé son début dans sa vie de débauche en donnant le jour à deux enfants.

« Elle vient me consulter pour des douleurs utérines qui lui rendent la vie insupportable et se font sentir principalement après les relations sexuelles.

« Je ne trouve rien d'anormal dans l'état physique des organes ; ce n'était qu'un excès de sensibilité, un état d'alourdissement provoqué par la surexcitation habituelle et la fatigue des nerfs. Elle convient que son amant fraude depuis plusieurs années et que, dans le temps où elle faisait ses enfants, elle n'a jamais éprouvé des accidents de cette nature. »

Beaucoup de maris jeunes, désirant ne pas avoir d'enfants au début de leur union, pratiquent journellement la fraude, afin de jouir du bon temps, et se proposent d'avoir des rejetons plus tard, mais ils comptent sans les maladies si nombreuses qu'engendrent leurs funestes résolutions. Les affections vaginales et utérines ne permettent plus alors d'espérer que leurs femmes arrivent à la maternité.

Le docteur Bergeret dit qu'il a vu des maris fraudeurs devenir jaloux en présence d'une grossesse inattendue et à laquelle ils se croyaient parfaitement étrangers, maltraiter leur femme et l'expulser du domicile conjugal.

C'est qu'il est des femmes dont l'aptitude procréatrice est telle que la moindre quantité de sperme suffit pour les féconder et qu'alors les maris fraudeurs avaient si bien cru prendre leurs précautions, qu'ils refusaient de croire à leurs œuvres.

Il peut encore arriver que le col utérin soit tellement bas que le pénis, sans être introduit dans le vagin, lance le sperme contre l'ouverture du col.

Une observation bien curieuse à cet égard est celle qui suit, elle est du docteur Bergeret.

« Fille de 27 ans. Aménorrhée datant de quelques mois. Elle est fort étonnée quand

je lui annonce qu'elle est grosse ; elle pro-
teste avec énergie, pour la triple raison qu'elle
n'a rien éprouvé, qu'elle n'a pas d'amitié
pour l'homme qu'elle a vu, qu'il n'a eu des
relations avec elle que debout. Elle me rap-
pelle qu'elle est déjà venue il y a deux ans,
me consulter pour une leucorrhée abondante
et que je lui ai fait cette remarque qu'elle
avait la matrice fortement abaissée.

« En effet le méat utérin paraît à l'entrée
du vagin ; ce déplacement pouvait être at-
tribué à de lourds fardeaux qu'elle avait
longtemps soulevés et portés sur la tête. Cette
position du col utérin avait rendu la fécondation possible, malgré le retrait du pénis au
moment de l'éjaculation, le sperme ayant pu
jaillir sur le col utérin entre les lèvres de la
vulve béante. En effet cette fille était bien
réellement enceinte. Mais son amant ne
voulut point reconnaître l'enfant, disant
qu'il était impossible qu'il fût le sien. »

Enfin nous dirons qu'il est encore certaines circonstances qui malgré la fraude peuvent donner lieu à la grossesse. Souvent un mari ne se contente pas de satisfaire son désir charnel une fois, il répète peu de temps après un second acte. Or il peut parfaitement arriver qu'une parcelle de sperme, restée dans l'urèthre depuis le premier coït, se répande dans le vagin lors de la deuxième approche et suffise pour féconder la femme.

En résumé toutes les manœuvres qu'inventent les passions, déréglées pour éviter la conséquence naturelle du rapprochement des sexes, la fécondation, sont pernicieuses. Combien l'exaltation du système nerveux, l'ébranlement qui en résulte, doivent être plus violents au contact de deux êtres qui s'excitent mutuellement! Aussi ne faut-il pas s'étonner qu'il en résulte de graves désordres.

TABLE ANALYTIQUE

TABLE ANALYTIQUE

IMPRIMERIE F. DEVERDUN, BUZANÇAIS (INDRE).

N° 5

LA PÉDÉRASTIE

La prostitution pédéraste, le chantage, exemples. Les mœurs des pédérastes, caractères extérieurs. — Pédérastes actifs et passifs. — Observations médico-légales. — Les signes de la pédérastie. — Déformations de l'anus et de la verge. — Les uranistes dans la société. — Leur caractère morbide. — Perversion et perversité. — Le dégoût de la femme. — Les invertis-nés et les invertis occasionnels. — Les causes.

N° 6

L'AMOUR ET L'ACCOUPLEMENT

Les organes génitaux de l'homme et de la femme, leur description et leurs fonctions. — Le sperme. — Les ovaires et l'ovulation. — La puberté et la nubilité. — Le mécanisme du coït. — La volupté. — L'appétit vénérien. — Modes divers d'accouplement. — La recherche de la volupté. — L'orgasme vénérien. L'éjaculation.

NOUVELLE LIBRAIRIE MÉDICALE
39, rue de Trévise, à Paris

Collection à 1 franc le volume

N° **9**

Impuissance et Stérilité

L'impuissance chez l'homme, par défauts de désirs, par dégoût, par défaut d'érection complète, par défaut de conformation. — Stérilité par défaut d'éjaculation, par absence de spermatozoïdes. — Impuissance chez la femme par vaginisme, par vice de conformation. — Stérilité occasionnelle et momentanée, absence de règles par maladies.

N° **10**

L'HERMAPHRODISME

Définition et variétés. — Historique. — Les neuf sortes d'hermaphrodisme. — Malformation masculine et féminine. — Exemples. — Formation des hermaphrodites. — Les hermaphrodites devant la loi. — Mariage. — Erreur de personne. — L'état-civil des hermaphrodites. — Erreur de déclaration. — Les cas célèbres. — L'appétit sexuel chez les hermaphrodites. — L'infantilisme. — Arrêt de développement. — Le féminisme. — L'homme-femme. — La femme-homme. — Les Gynécomastes ou mamelle avec sécrétion lactée. — Types de Gynécomastes. — Arrêt du développement des testicules. — Exemples.

NOUVELLE LIBRAIRIE MÉDICALE

39, rue de Trévise, à Paris

Collection à **1** franc le volume

N° **13**

L'HYSTÉRIE

Son histoire. — Les hommes hystériques. — Caractère de l'hystérie, sa fréquence et ses causes. — Ses degrés. — Ses accès, débuts et durée. — Observations. — La folie hystérique, définition et caractère — La Salpêtrière. — Cas célèbres.

N° **14**

L'Hypnotisme

Son histoire. — Les magnétiseurs. — Le somnambulisme. — Les hystériques et l'hypnotisme. —Sujets hypnotisables. — Procédés employés pour produire la léthargie, la catalepsie et la contracture. — Curieux exemples de ces divers états. — La suggestion, l'hypnotisé assassin, son réveil. — Oubli complet de l'acte. — Obéissance passive. — L'hallucination. — Curieuses observations.

NOUVELLE LIBRAIRIE MÉDICALE
39, rue de Trévise, à Paris

Collection à 1 franc le volume

N° 17

HYGIÈNE ET RÉGÉNÉRATION

Les forces sexuelles de l'homme, leur conservation par l'hygiène. — La sécurité en amour, moyens d'y pourvoir. — Les forces affaiblies rendues sans dangers. — L'hygiène de la femme amoureuse. — Beauté du corps, conservation des seins, leur blancheur et leur fermeté; tonicité des organes génitaux. — Recettes et procédés.

N° 18

L'AVORTEMENT

Avortement naturel spontané. — Les causes acquises ou héréditaires. — Avortement accidentel. — Causes, émotions morales. — Maladies. — Ebranlements physiques. — Avortement provoqué. — Médecine légale. — Fait matériel. — Intention. — Conséquences. — Preuves. — Le produit de la conception. — Simulation — Manœuvres abortives. — Coups, chutes, tamponnements. — Drogues.